CONTRIBUTION A L'ÉTUDE

DE QUELQUES

BRUITS EXTRA-CARDIAQUES

PAR

LE DR J. CAILLOT
Ancien Externe
Interne P^re des Hôpitaux de Lyon

LYON
A. REY, IMPRIMEUR DE LA FACULTÉ DE MÉDECINE
4, RUE GENTIL, 4
—
1895

CONTRIBUTION A L'ÉTUDE

DE QUELQUES

BRUITS EXTRA-CARDIAQUES

CONTRIBUTION A L'ÉTUDE

DE QUELQUES

BRUITS EXTRA-CARDIAQUES

PAR

LE DR J. CAILLOT
Ancien Externe
Interne P^re^ des Hôpitaux de Lyon

LYON
A. REY, IMPRIMEUR DE LA FACULTÉ DE MÉDECINE
4, RUE GENTIL, 4

1897

INTRODUCTION

Il y a quelques mois mourait à l'hospice du Perron, dans le service de M. le professeur Renaut, un malade ayant présenté durant sa vie des râles crépitants permanents siégeant au niveau de la région moyenne du cœur. Ces râles furent considérés par M. le professeur Renaut comme des bruits extra-cardiaques, et il fit à ce sujet une clinique recueillie et publiée par son interne d'alors M. Regaud.

L'attention ayant de nouveau été appelée sur ce malade par différents symptômes annonçant sa fin prochaine, M. le professeur Renaut dont nous étions alors l'interne nous a fait l'honneur de nous confier comme sujet de thèse l'étude de ces bruits extra-cardiaques.

Après avoir donné d'une façon rapide l'explication et

le mécanisme des souffles extra-cardiaques en nous inspirant surtout des derniers travaux de M. le professeur Potain, nous avons essayé de montrer le rôle que le poumon pouvait avoir dans la production de ces souffles. Cet organe peut, en effet, leur faire subir diverses modifications, notamment les transformer en râles de diverses espèces.

Nous regrettons seulement que des circonstances particulières en limitant notre temps, nous aient empêché de faire ce travail aussi complet que nous l'aurions voulu, afin de le rendre digne du maître qui nous l'avait confié.

Aussi le prions-nous de vouloir bien nous excuser ; ce sera une nouvelle marque de bienveillance ajoutée à toutes celles qu'il nous a prodiguées.

Qu'il nous soit permis en terminant de remercier M. le professeur Renaut dont nous avons eu l'honneur d'être l'interne pendant un semestre, et qui nous a prodigué pendant ce temps de si nombreuses marques de sympathie.

Enfin, de tous nos maîtres de la Faculté, ou des hôpitaux, et plus particulièrement de M. le professeur Poncet, de M. le professeur agrégé A. Pollosson, de M. le Dr Carrier dont nous avons été soit l'externe, soit l'interne, nous gardons le meilleur souvenir. Qu'il nous soit permis à la fin de nos études médicales de leur dire merci.

CONTRIBUTION A L'ÉTUDE

DE QUELQUES

BRUITS EXTRA-CARDIAQUES

CHAPITRE PREMIER

Lorsqu'on applique l'oreille ou le stéthoscope sur la région précordiale, on entend à l'état normal un double bruit, le premier plus sourd et plus prolongé, le second plus bref et plus éclatant. Ces deux bruits sont séparés par un léger intervalle, puis après eux il se fait comme une pause, un repos.

L'ensemble de ces phénomènes constitue la révolution cardiaque.

Mais il arrive souvent que, chez certains sujets, ces deux bruits n'existent pas avec leur netteté habituelle.

« Le cœur et les artères, dit Laënnec, donnent dans certaines circonstances au lieu du bruit qui accompagne naturellement leur diastole, celui que je désigne sous le nom générique de bruit de soufflet, parce que dans le plus grand nombre des cas, il ressemble exactement à celui que produit cet instrument lorsqu'on s'en sert pour animer le feu d'une cheminée. »

Après Laënnec, Bouillaud, Aran, Gendrin, Hope, Corrigan, étudièrent ces bruits de souffle et lièrent à chacun d'eux une lésion cardiaque.

Mais bien des fois leur diagnostic se trouva en défaut et Laënnec, lui-même, dans la 2e édition de son *Traité d'auscultation* (1826), prétend qu'il a vu mourir un assez grand nombre de sujets ayant présenté le bruit de soufflet à l'ouverture desquels il ne se trouva aucune lésion.

La même déception arriva aussi à Bouillaud, Gendrin, Andral et ils rangèrent ces souffles sans lésion cardiaque parmi les souffles anémiques.

Dès lors, souffle et maladie valvulaire ne devinrent plus synonymes et un nouveau chapitre de pathologie cardiaque se trouvait créé. Mais si le souffle ne coïncidait pas avec une lésion cardiaque, si les différents éléments du muscle moteur sanguin se trouvaient sains, comment expliquer la formation de ce bruit. Alors surgirent les théories.

C'était pour les uns un bruit rotatoire musculaire analogue à celui que le physicien allemand Ermann venait d'étudier, et se produisant lors de la contraction des muscles volontaires. C'était pour les autres des souffles dus à l'anémie et qu'on attribuait soit à la diminution de la densité du sang, soit à l'abaissement de la tension artérielle, soit à la sténose des orifices, sténose si souvent signalée par les auteurs allemands.

Mais toutes ces opinions n'avaient qu'un semblant de vérité ; les uns confondaient la contraction des muscles volontaires avec la contraction cardiaque qui, ainsi que l'a montré Marey, est représentée par une secousse unique ; les autres rapportaient ces prétendus souffles chloro-anémiques à l'origine de l'aorte, alors qu'ils ont principalement pour siège, soit la région méso-cardiaque, soit la région apexienne, soit le foyer de l'artère pulmonaire.

Ce n'est qu'en 1853 que Skoda donna à ces souffles une explication rationnelle, il admet que la contraction du cœur peut produire sur les parties du poumon une compression chassant l'air des alvéoles et déterminant un bruit de souffle systolique.

Après lui Laënnec expose en quelques lignes mais d'une façon magistrale le mécanisme de ces souffles. « Il est, dit-il, deux circonstances dans lesquelles un observateur inexpérimenté pourrait croire à l'existence d'un bruit de souffle sans qu'elle fût réelle. Chez quelques sujets les plèvres et les bords antérieurs des poumons se prolongent au-devant du cœur et le recouvrent presque entièrement. Si l'on explore un pareil sujet au moment où il éprouve des battements de cœur un peu énergiques, la diastole du cœur comprimant ces portions de poumon et en exprimant l'air, altère le bruit de la respiration, de manière à ce qu'il imite plus ou moins bien celui d'un soufflet ou celui d'une rape à bois douce. Mais avec un peu d'habitude, il est très facile de distinguer ce bruit, du bruit de soufflet donné par le cœur lui-même, il est plus superficiel, on entend au-dessous le bruit naturel du cœur et en commandant au malade de retenir pendant quelque temps sa respiration, il diminue beaucoup ou cesse presque immédiatement. »

A côté de Laënnec, nous pouvons citer un grand nombre d'auteurs étrangers qui, s'ils n'ont pas étudié en détail les souffles extra-cardiaques les ont tout au moins signalés.

Maclachlan (*London medical Gaz.*, 1843) rapporte avoir entendu chez un vieillard, quatre heures avant sa mort, un bruit systolique ressemblant à l'aboiement d'un jeune chien et qui, à l'autopsie, ne fut caractérisé par aucune lésion valvulaire.

Latham, en 1843, prétend avoir entendu chez des sujets atteints de tuberculose pulmonaire un souffle systolique se faisant entendre à gauche du sternum et auquel n'était liée aucune lésion cardiaque.

Après lui, Barkley (*Med. Times and Lancet*, nov. 1851), Hayden (*British med. Journal*, 1865) rapportent des faits analogues.

A peu près à la même époque, Richardson a publié, sous le nom de *respiration pulsatile*, un long travail où il montre que sans pneumonie ni tubercules un bruit crépitant en rapport avec le pouls est perçu par l'oreille.

A partir de ce moment les auteurs signalant les bruits extra-cardiaques abondent. Citons au hasard Kramer, Schreiber, Weiss, Maden, Collomi, Prince Morton.

Mais c'est au Pr Potain, que nous devons non seulement l'explication de ces bruits, mais aussi l'étude de leur diagnostic et de leurs diverses formes.

Dès 1869, Choyaud dans une thèse restée célèbre, jeta sur eux une lumière nouvelle ; après lui Mezbourian (1874), Cuffer (1877), Joseph Teissier (thèse de Dercle) contribuèrent à leur donner dans la littérature médicale une place importante.

Citons enfin la clinique magistrale que le professeur Potain vient de publier, clinique où se trouve résumé tout ce qui a trait aux souffles cardio-pulmonaires et dans laquelle nous avons glané à pleines mains.

Nous venons de voir qu'un grand nombre de souffles entendus au niveau de la région précordiale ne sont caractérisés à l'autopsie ni par une lésion cardiaque, ni par une lésion pleurale, ni par une lésion vasculaire. Ces souffles prennent naissance dans cette lame de poumon qui s'avance anormalement au devant du cœur. Pour le prouver, le professeur Potain a fait un certain nombre d'expériences, après lesquelles le doute n'est plus permis, et qui ont réduit à néant les nombreuses théories émises auparavant.

Assistant un jour à une expérimentation faite par le Dr Laborde sur un cheval, le professeur Potain entendit au-dessus de la pointe un souffle fort intense. L'animal ayant été sacrifié on ne constata à l'autopsie aucune lésion du cœur, mais à l'endroit où siégeait le souffle, on nota l'existence d'une languette pulmonaire interposée entre le cœur et la paroi thoracique.

Dès lors l'existence des souffles extra cardiaques chez les animaux étant prouvée, l'expérimentation pouvait se faire.

« Ayant, dit le Pr Potain, remarqué sur un chien, que mon ami le Dr Franck et moi tenions en expérience pour un autre objet, l'existence d'un souffle manifestement inorganique. Avec son habileté accoutumée le Dr Franck parvint à introduire un crochet mousse dans la plèvre sans y laisser pénétrer l'air. A l'aide de ce crochet, le bord du poumon au niveau duquel le bruit anormal se faisait entendre fut légèrement écarté, et le bruit cessa aussitôt. Puis on laissa le poumon reprendre sa place primitive et le bruit reparut avec des caractères identiques à ceux qu'il avait d'abord. Ces alternatives d'ailleurs ayant été reproduites à plusieurs reprises et toujours avec le même résultat, il ne put demeurer aucun doute que le souffle à rythme cardiaque, entendu chez cet animal se passait réellement dans la partie du poumon située au-devant du cœur et agitée par lui. »

Les souffles comme nous venons de le voir d'après les expériences de M. le professeur Potain sont donc bien produits dans la lame de poumon précordiale, ils ne sont donc autre chose que du murmure vésiculaire modifié.

Or que celui-ci soit, d'après M. Woillez, produit par le frottement de l'air contre les parois des bronches ou du vestibule, qu'il soit d'après Barth et Roger produit par « le déplissement des vésicules du poumon et le passage de l'air de la partie rétrécie des radicules bronchiques dans les ampoules terminales » ; il faut, pour sa production, soit un mouvement inspiratoire amenant la pénétration du fluide aérien dans les vésicules, soit un mouvement expiratoire chassant cet air qui vient d'y pénétrer. Ces mouvements d'inspiration et d'expiration, produits à l'état normal par un ensemble de muscles annexés à la cage thoracique, peuvent également être exécutés par le changement de volume d'un organe musculaire, le cœur.

Dès lors les souffles extra-cardiaques semblent être expliqués et avec eux leurs caractères distinctifs, leur persistance pendant l'arrêt de la respiration, leurs situations, leur modalité suivant les positions du malade.

Mais à quel moment ces souffles prennent-ils naissance ? Sont-ils synchrones à la systole ou à la diastole cardiaque ? Sont-ils produits par l'aspiration ou l'expulsion de l'air dans cette lame de poumon ?

Sur ces différents points commencent les divergences. Si la plupart des auteurs sont d'accord pour noter l'existence de souffles diastoliques et systoliques, ils ne le sont plus pour expliquer leur mode de production.

« Le cœur en se contractant, nous dit Choyaud, se porte en avant et un peu de gauche à droite ; non seulement sa pointe mais aussi la presque totalité des ventricules viennent frapper la paroi thoracique avec une énergie qui varie il est vrai suivant les sujets et les circonstances, mais qui a dans tous les cas une intensité assez notable. Sa consistance change aussi, il devient ferme, dur, et peut aussi comprimer ou refouler facilement les autres organes thoraciques.

Lors de la systole ventriculaire les deux troncs artériels sont subitement distendus par l'ondée sanguine.

Au moment de la diastole le cœur reprend sa forme et sa situation première pendant que l'aorte et l'artère pulmonaire reviennent sur elles-mêmes en vertu de leur élasticité. Mais ce retour passif du cœur et des vaisseaux à leur état primitif s'accomplit avec une certaine lenteur si on le compare au choc et à la distension brusque de ces mêmes organes lors de la contraction ventriculaire.

Supposons maintenant la disposition mentionnée plus haut qu'une lame de poumon d'une certaine épaisseur soit maintenue fixe au devant du cœur ; au moment de la systole les deux ventricules, les artères aorte et pulmonaire viendront la comprimer directement et chasser l'air qui s'y trouve contenu. La systole cardiaque, très rarement la diastole, produisent dans le poumon certains bruits insolites. »

Ainsi donc pour cet auteur la plupart des souffles sont

systoliques, et sont produits par l'expulsion de l'air de cette portion du parenchyme pulmonaire. Le professeur Potain est au contraire d'un avis opposé; s'appuyant sur ce fait qu'à l'état normal le bruit d'inspiration est plus fort que celui d'expiration et « que l'air pénétrant dans les alvéoles du poumon aborde un espace élargi où il forme une veine fluide qui entre en vibration, tandis qu'il n'en est plus de même lorsque l'air expulsé passe des vésicules pulmonaires dans les bronches plus étroites que ces cavités ».

Tout souffle est donc produit par cet auteur par une aspiration de l'air. Mais comment expliquer que la plupart des souffles extra-cardiaques se trouvent systoliques.

Pour certains auteurs et parmi eux le Pr Potain le cœur diminue de volume à chaque contraction et éprouve une sorte de retrait l'éloignant de la paroi thoracique ainsi que le Pr Potain l'a montré à l'aide de nombreux tracés qu'il a publiés dans son nouveau livre de clinique. Fr. Franck l'a également prouvé à l'aide d'une expérience fort simple et que tout expérimentateur peut reproduire. « Un cœur de tortue complet est enfermé dans une éprouvette dont le fond peut recevoir un bouchon en caoutchouc. Une première expérience consiste à introduire dans la cavité du bocal une sorte de poumon artificiel formé d'une mince ampoule de caoutchouc à demi insufflé. — On voit et on enregistre les expansions que subit le poumon a chaque aspiration que crée autour de lui le ventricule en se vidant. Ceci montre l'effet pulmonaire de l'évacuation ventriculaire. »

Dès lors la théorie de l'aspiration, connexe à chaque systole cardiaque se trouve expliquée.

Restent les souffles diastoliques, plus rares, mais dont néanmoins l'existence ne peut être mise en doute (Potain-Teissier, Th. de Dercle). Là la question devient plus embarrassante, car si la systole est aspiratrice, la diastole devra être expiratrice. C'est ce que certains auteurs ont pensé et ils ont fait de ces souffles des souffles expiratoires.

D'autres ont continué à les mettre sur le compte d'une aspiration localisée due à un changement de forme du cœur et à son affaissement.

CHAPITRE II

Dans le rapide résumé que nous avons fait pour expliquer les souffles extra-cardiaques nous avons vu que le Pr Potain met uniquement la raison d'être de ces bruits dans la compression de la lame de poumon précordiale. Ces souffles sont, dit-il, des souffles inorganiques, c'est-à-dire sans lésion pathologique, par conséquent transitoires et d'un pronostic bénin. — Sa théorie toutefois n'est pas exempte d'objections; lui-même les a vues et a essayé d'y répondre.

« Si les souffles dont il s'agit ne sont autre chose que du murmure vésiculaire transformé, qu'un bruit respiratoire à rythme modifié, ils devraient conserver les caractères des bruits qui se passent dans le poumon, c'est-à-dire ceux du bruit respiratoire lui-même, et présenter même timbre, même tonalité que lui — Il s'en faut de beaucoup qu'il en soit ainsi, car tandis que le bruit respiratoire a le timbre doux et la tonalité relativement basse que l'on sait, le souffle cardio-pulmonaire en diffère toujours par un timbre plus rude et une tonabité beaucoup plus élevée. »

Ainsi parle le Pr Potain, et il invoque, pour résoudre cette objection d'une part la fréquence des battements cardiaques cinq fois plus considérables que les mouvements respiratoires, d'autre part l'absence d'air résiduum dans cette languette pulmonaire.

« Or, dit-il, l'intensité et la tonalité d'un bruit étant pour la plus grande part fonction de la vitesse du courant, on ne peut vraiment s'étonner que le bruit vésiculaire déterminé par la systole cardiaque offre des caractères si différents de ceux qu'il affecte quand il est produit par le mouvement respiratoire. — On comprend que sa tonalité soit nécessairement plus haute, son intensité plus grande, et que, par suite, il semble plus rude. — On conçoit aussi qu'il présente sous ce rapport de nombreuses et considérables variétés. L'objection proposée n'est donc point recevable ou du moins elle trouve ainsi sa solution. »

La deuxième objection, le Pr Potain se l'est faite également à lui-même. « Comment se fait-il que le nombre des sujets chez lesquels on constate ces sortes de bruit soit relativement restreint, bien que chez tous le cœur se meuve au milieu des poumons auxquels il communique ses mouvements. D'où vient que ces bruits si intenses chez quelques-uns font chez d'autres absolument défaut ?

« D'où vient que chez les sujets chez lesquels ils se produisent, ils se répartissent si différemment et avec des caractères si variés ?

« Nous touchons, cela est évident, à la partie de la question qu'il est le plus difficile d'élucider entièrement ».

D'après M. Potain, deux choses peuvent contribuer à

produire des phénomènes si variés, l'état du cœur et celui du poumon.

Pour qu'un souffle se produise, il faut que d'une part le cœur soit petit et que d'autre part la lame de poumon interposée entre le cœur et la paroi thoracique soit mince.

Si le cœur est gros, celui-ci a déjà subi certaines altérations dans sa structure, ses fibres ne se contracteront plus avec la même énergie et dès lors après chaque systole il restera un résiduum sanguin à son intérieur qui empêchera un déplacement considérable du cœur.

De même si la lame du poumon est trop considérable, le cœur ne pourra plus la comprimer entièrement et la rentrée de l'air se fera plus doucement. Si même par hasard un souffle se produisait, il serait masqué par l'air contenu dans les vésicules, air qui forme une couche mauvaise conductrice.

Telles sont les principales réfutations que Potain a faites à l'objection précédente.

Sans doute elles peuvent suffire pour expliquer les souffles doux et moelleux que l'on rencontre souvent, mais sont-elles bien valables lorsque nous avons affaire à ces souffles rudes presque en jet de vapeur et qu'on pourrait confondre d'après leur timbre avec des souffles de lésions mitrales. Dès lors, une nouvelle interprétation s'imposait et cette interprétation nous la chercherons, non pas dans le volume du cœur, non pas dans le volume de cette lame pulmonaire mais dans son état intime, dans les lésions qui ont pu frapper soit ses alvéoles, soit ses bronches, soit ses parties avoisinantes plèvres et médiastin.

C'est l'influence de l'état du poumon sur la production des bruits extra-cardiaques que nous allons étudier. Nous tâcherons de montrer d'une part, qu'une partie des souffles, principalement ceux à timbres rudes, ne méritent pas leur qualification d'inorganiques, car ils ont pour facteur important une lésion pulmonaire; d'autre part que cette lésion pulmonaire, si elle s'étend ou se transforme, peut donner naissance non plus à des souffles mais à des râles.

Lorsqu'on applique l'oreille ou un stéthoscope sur une partie de la cage thoracique en contact direct avec le poumon, on entend un bruit auquel on a donné le nom de murmure vésiculaire et qui à l'état normal doit être, d'après Grancher, « léger, moelleux, continu, musical, assez comparable à celui que produit une personne dormant d'un sommeil paisible ».

Mais que la respiration se précipite, qu'une lésion quelconque se produise soit dans la trachée ou les bronches, soit dans une partie du lobule pulmonaire, soit encore dans la plèvre, le murmure vésiculaire sera altéré dans sa force, dans son rythme et dans sa tonalité.

Supposons même ces lésions à un degré plus avancé, le murmure vésiculaire sera remplacé dès lors par des bruits nouveaux qui pourront être des souffles, des craquements ou même des râles.

Dès lors, l'oreille, au lieu du murmure normal, pourra entendre un bruit pathologique survenant à chaque mouvement respiratoire.

C'est ce que l'on observe dans la pneumonie avec ses râles crépitants et son souffle tubaire dans la broncho-pneumonie, dans la bronchite, dans la pleurésie.

Si les mouvements respiratoires s'accélèrent, si les centres nerveux amènent une contraction plus fréquente de tous les muscles de la respiration, ces différents signes augmenteront de fréquence et coïncideront avec le nombre des mouvements respiratoires.

Ce qui se passe dans le poumon en général peut également se passer dans un lobe en particulier.

Prenons par exemple cette languette pulmonaire qui, chez quelques sujets, s'avance au-devant du cœur. Pourquoi ne la considérerions-nous pas comme un poumon minuscule avec ses bronches, ses lobules, ses acini et possédant même un organe, le cœur, lui tenant lieu de muscle respiratoire ?

Que ce poumon soit sain, nous entendrons le murmure vésiculaire normal; ou quelquefois un souffle doux et moelleux, qu'il soit au contraire altéré soit dans son tissu propre soit dans ses tissus avoisinants, nous aurons alors des changements, et à chaque contraction de ses muscles respirateurs, c'est-à-dire à chaque systole cardiaque apparaîtront alors soit des souffles soit même quelquefois des râles.

Etudions tout d'abord les conditions de production des souffles, et voyons si ces conditions peuvent se trouver réalisées dans cette languette pulmonaire. Un souffle est un phénomène d'ordre physique dû aux vibrations d'une veine fluide au niveau d'un point rétréci. Mais un rétrécissement n'est pas la condition unique et suffisante de la production des souffles. Le tissu pulmonaire avec ses alvéoles normalement pleines d'air est mauvais conducteur des ondes sonores; aussi certains souffles qui se produisent à l'état normal, comme le souffle laryngo-trachéal, sont masqués ou plutôt ne sont pas transmis. Mais qu'une inflammation se produise, que comme disent Barth et Roger, « le parenchyme pulmonaire soit privé d'air, que son tissu soit infiltré par du sang, ou des produits d'exsudation, qu'il soit induré par une inflammation chronique, qu'il soit comprimé par un épanchement pleurétique ou par une tumeur, aussitôt le bruit laryngo-trachéal propagé par les canaux bronchiques béants sera transmis par le tissu densifié jusqu'à la paroi thoracique et deviendra perceptible à l'auscultation ».

C'est également l'opinion de Laënnec. « Quand, dit-il, le tissu pulmonaire est endurci ou condensé par une cause quelconque, on entend souvent distinctement la respiration bronchique, non seulement dans les gros troncs, mais aussi dans les rameaux d'un assez petit diamètre. Les raisons de ce fait me paraissent assez faciles à donner. En effet, lorsque la compression ou l'engorgement du tissu pulmonaire empêche la pénétration de l'air dans ses vésicules, la respiration bronchique est la seule qui ait lieu. Elle est d'autant plus bruyante et facile à entendre, que le tissu du poumon rendu plus dense devient meilleur conducteur du son. »

Ainsi donc tout souffle pour se produire exige deux conditions : l'une essentielle, un rétrécissement, l'autre une infiltration du tissu pulmonaire rendant celui-ci meilleur conducteur du son. Que l'une ou l'autre de ces deux conditions varie, alors le souffle variera, que l'une d'elles vienne même à disparaître à un moment donné, alors le souffle disparaîtra.

Ainsi se trouvent expliqués un certain nombre de souffles extra-cardiaques : Si cette lame de poumon placée devant le cœur se trouve altérée, si une bronche se trouve oblitérée en partie soit par une granulation tuberculeuse, ou un noyau cancéreux, soit simplement encore par l'in flammation de la muqueuse, l'onde aérienne appelée à chaque systole cardiaque entrera en vibration au niveau du point rétréci, et ces vibrations seront d'autant plus nombreuses que le rétrécissement sera plus étroit et l'aspiration plus forte.

Supposons encore des noyaux tuberculeux soit en pleine évolution caséeuse ou encore passés à l'état fibreux ou crétacés, supposons même une symphyse pleurale ou une pleurésie calleuse au niveau de cette partie du poumon, alors les souffles seront transmis à l'oreille avec une plus grande netteté et une plus grande intensité.

Enfin, prenons un malade atteint de bronchite ou de broncho-pneumonie, la muqueuse hyperhémiée formera un rétrécissement, d'où production d'un souffle extra-cardiaque. Puis peu à peu si la maladie arrive à la période de résolution, les souffles eux aussi arriveront à résolution et on aura ainsi l'explication de ces bruits qui, pendant un certain temps, apparaissaient intenses à l'oreille, puis diminuaient pour enfin cesser complètement. Telles sont les réflexions que nous ont suggérées un certain nombre d'observations soit de Choyau, soit de Potain, observations dans lesquelles nous trouvons les malades atteints de souffles extra-cardiaques porteurs soit d'une lésion pulmonaire, soit encore d'une lésion dont les déterminations secondaires se portent principalement sur les organes respiratoires (cancer, fièvre typhoïde).

CHAPITRE III

Nous avons vu dans le chapitre précédent que les lésions pulmonaires peuvent influer sur la tonalité des souffles extra-cardiaques. Nous allons maintenant montrer que des lésions plus étendues peuvent non seulement modifier l'allure de ces souffles, mais même les transformer et donner à l'oreille l'impression soit de sibilances, soit même de râles.

Cette transformation des souffles ou plutôt cette nouvelle sensation perçue par l'oreille est connue depuis longtemps, mais ce n'est que depuis la thèse de Choyau qu'on a donné à ces bruits leur véritable explication et qu'on les a rangés dans les bruits extra cardiaques.

Si nous consultons Laennec, nous voyons que cet auteur les avait déjà perçus et nous lisons dans son *Traité d'auscultation* ces lignes qui nous font prévoir déjà la question et qui sont, pour ainsi dire, le résumé de nos observations. « La pression, dit-il, exercée par la diastole du cœur sur le poumon peut encore déterminer une crépitation dans le cas d'emphysème pulmonaire ou interlobulaire et souvent une variété de râles muqueux fort analogues au cri du cuir quand il y a un peu de mucosités dans les bouches. »

Après lui, un médecin anglais Richardson a publié, en 1862, sous le titre de *Crépitation pulmonaire pulsatile* un phénomène stéthoscopique s'entendant principalement chez les sujets atteints de bronchite chronique ou tuberculeuse. « C'est, dit-il, un phénomène d'auscultation dans lequel sans pneumonie ni tubercules, un bruit crépitant en rapport avec le pouls est perçu par l'oreille. » « Ce n'est, dit l'auteur anglais, ni un frottement, ni un murmure, ni une crépitation ordinaire, c'est plutôt un bruit rude et craquant semblable à celui que l'on produit en brûlant du bois ou en déchirant une pièce d'étoffe. Il ne se produit que dans le voisinage d'un organe pulsatile tel que le cœur, une grande artère, et il est amené par l'action de cet organe pulsatile. Par suite, c'est un bruit circulatoire, mais ce bruit ne peut être entendu que dans la poitrine et seulement quand les poumons sont distendus par l'air. Ce bruit est essentiellement le résultat de deux actes :

« 1° L'inspiration qui est l'acte prédisposant ;

« 2° Le choc ou pulsation qui est l'acte déterminant. »

Pour expliquer ces phénomènes, l'auteur anglais avait supposé une lame du poumon placé soit au-devant du cœur, soit au-devant des gros vaisseaux qui en émanent. Cette lame de poumon, maintenue en place par des membranes de néoformation présentant dans son parenchyme des lésions ou tuberculeuses ou inflammatoires, se trouvait comprimée à chaque ondée sanguine et c'était l'air chassé des alvéoles qui produisait ce bruit qui l'avait frappé.

Du reste, il ne se contenta pas seulement de cette explication et il essaya par une expérience de montrer la formation de ces bruits semblables à des râles crépitants.

« Après avoir placé, dit-il, un tube dans la trachée, le poumon et le cœur étant encore en place, j'ai prié mon aide d'insuffler les poumons tandis que je tendais le bord antérieur du poumon gauche dans la position qu'il avait occupée pendant la vie, je le comprimais avec force entre le pouce et les doigts de la même main. Plaçant alors le stéthoscope entre la partie postérieure de ma main et l'oreille, j'ai pu entendre, à chaque pression, le même bruit que j'avais perçu pendant la vie.»

Après Richardson, il nous faut aller jusqu'à la thèse de Choyau dans laquelle cet auteur consacre un chapitre à part aux bruits extra-cardiaques se passant dans des poumons affectés de lésions diverses. A ce chapitre se trouvent annexées plusieurs observations dont voici les plus importantes.

Observation I (*in* th. Choyau).

La nommée A..., Phil..., âgée de vingt-deux ans, domestique, entrée le 22 juillet 1868 à l'Hôtel-Dieu, salle Sainte-Anne, dans le service de M. le Dr Vigla.

Cette fille présente tous les signes d'une tuberculisation au troisième degré. Du côté gauche et en avant la percussion et l'auscultation font reconnaitre une caverne très étendue correspondant aux trois premiers espaces intercostaux. En même temps que le gargouillement dû aux mouvements respiratoires, l'oreille perçoit un certain nombre de gros râles humides à chaque contraction du ventricule. Lorsqu'on ordonne à la malade de ne plus respirer on entend très manifestement ces mêmes râles humides accompagnant chaque systole cardiaque...

Cette malade meurt deux jours après son entrée, le 24 juillet, et, pendant ces deux jours, l'examen révéla les mêmes signes stéthoscopiques.

L'autopsie fut faite trente-six heures après la mort et les rapports du cœur avec le poumon gauche furent l'objet d'un examen particulier, le bord antérieur du poumon gauche recouvrait le péricarde suivant une ligne oblique de bas en haut et de gauche à droite, de telle sorte que la face antérieure du cœur, l'aorte et l'artère pulmonaire à leur origine, étaient séparées des parois thoraciques par une épaisseur de poumon assez considérable. Cette lame de poumon infiltrée de tubercules à divers états était maintenue dans cette position par des adhérences intimes unissant les deux feuillets pleuraux entre eux et au péricarde.

Près de la base du cœur on trouvait une caverne très étendue incomplètement remplie par du pus et remontant en haut jusqu'au sommet du poumon.

Observation II (*in* th. Choyau).

La nommée P..., agée de vingt-huit ans, couturière, présente tous les signes d'une tuberculisation au 3e degré.

A gauche et en avant, on trouve une cavité très étendue qui descend jusqu'au 3e espace intercostal. En auscultant la région précordiale, on entend, comme dans l'observation précédente des râles humides à chaque systole ventriculaire mêlés aussi au gargouillement dû aux mouvements respiratoires. Mais en ordonnant à la malade de suspendre sa respiration on entend dans une portion assez limitée au niveau de la 3e côte près du sternum de gros râles humides synchrones à chaque systole du cœur.

Observation III (*in* th. Choyau).

Le nommé C.,., âgé de seize ans, entre le 18 novembre 1868 à l'Hôtel-Dieu de Paris. Le jour de son entrée, on constate le début très probable d'une fièvre typhoïde. Rien dans les divers organes et en particulier du côté du cœur.

Le 28 novembre. — Dyspnée notable. Etat fébrile plus élevé que la veille. Résonance faible à la base des deux poumons : râles ronflants nombreux et généralisés ; râles sous-crépitants fins à la base des deux poumons.

Le 30 novembre. — Même état, mais en auscultant la partie antérieure de la poitrine on entend au niveau de la région précordiale un bruit anormal très superficiel existant au niveau de la pointe du cœur dans le 4e espace intercosal droit, bruit synchrone avec chaque systole ventriculaire. Ce bruit existe dans une étendue à peu près de 3 centimètres carrés. Il est très superficiel, disparait complètement sans transition dès qu'on s'éloigne du 4e espace intercostal.

Il rappelle à l'oreille un bruit de crépitation, une sorte de froissement pleural.

Lorsque le malade fait une inspiration exagérée, on entend en même temps au même endroit de nombreux râles sous-crépitants assez fins, semblables à ceux qui existent en arrière à la base des deux poumons.

A partir du 6 décembre, le malade marche rapidement vers la guérison. Toute espèce de bruit anormal a cessé complètement au niveau de la région précordiale.

L'auscultation du cœur fut pratiquée avec soin et à diverses reprises pendant le reste du séjour du malade à l'hôpital, et la crépitation et le froissement entendus le 30 novembre et pendant les premiers jours de décembre n'ont jamais reparu.

Observation IV (*in* th. Choyau).

Le 11 septembre 1868, le nommé R..., âgé de dix-sept ans, exerçant la profession de frappeur, entre pour fièvre typhoïde. On constate en même temps tous les signes physiques d'un rétrécissement aortique ancien et d'une hypertrophie consécutive du cœur.

Vers le 12 ou 15, jour de sa fièvre typhoïde, il fut pris de congestion pulmonaire double.

L'auscultation de la partie antérieure de la poitrine permet de constater la présence de râles sous-crépitants nombreux à chaque inspiration. Lorsqu'on ordonne au malade de suspendre tout mouvement respiratoire, on entend au niveau de la 3e côte et du 4e espace intercostal sur la ligne mammaire, un bruit anormal coïncidant avec chaque contraction ventriculaire rappelant à l'oreille une sorte de crépitation fine et humide. A ce point on trouvait de la sonorité très marquée révélant la présence d'une lame de poumon sous-jacente.

Les mêmes signes stéthoscopiques de la région précordiale persistèrent avec les mêmes caractères pendant sept à huit jours. Ils disparurent complètement avec les râles nombreux qui existaient dans les deux poumons, et lors de la sortie du malade le souffle au 1er temps et à la base était le seul bruit anormal qu'on pût percevoir en auscultant le cœur.

Barth et Roger dans leur *Traité d'auscultation* rapportent également un certain nombre de faits qui peuvent être rapprochés par leur nature de ceux étudiés par Choyau. Ces faits, Barth et Roger les divisent en trois catégories. La première comprend un certain nombre d'observations de râles, ayant pour siège une caverne creusée dans la lame pulmonaire précordiale et qui correspondent en partie à l'observation II de la thèse de Choyau.

La deuxième catégorie comprend les bruits anormaux produits par les contractions cardiaques et ayant pour siège les conduits respiratoires. Il rapporte à ce sujet le cas d'un jeune malade de vingt-cinq ans, tuberculeux « atteint récemment d'un pneumothorax du côté gauche et chez qui les battements du cœur déterminent un battement distinct à chaque systole ventriculaire. Depuis quelques jours, l'épanchement gazeux avait fait place à un épanchement liquide et l'on entendait dans le côté gauche de la poitrine, en avant, latéralement et en arrière un bruit d'anche, espèce de cri de canard synchrone à la systole cardiaque ; tantôt continu, tantôt momentanément suspendu pendant le mouvement d'inspiration, ce bruit retentissait à travers la trachée et le larynx et sortait par la bouche avec assez d'intensité pour être entendu distinctement jusqu'à 3 mètres de distance du malade. Ce bruit insolite, étrange, nous sembla déterminé par les pressions intermittentes que la contraction du cœur exerçait sur la bronche principale du poumon gauche et renforcé par les conditions communes de renforcement que rencontrent au sommet du thorax tous les bruits produits au-dessus des épanchements liquides de la plèvre ».

Barth et Roger citent encore deux cas où les contractions énergiques des ventricules produisaient chez deux petites filles atteintes toutes deux d'une affection pulmonaire des rhonchus humides accompagnés de souffles caverneux et bronchiques.

Enfin la troisième catégorie comprend un certain nombre de bruits anormaux produits dans le poumon par les pulsations de l'aorte thoracique descendante.

« Chez une jeune fille de seize ans atteinte de tuberculose, nous avons perçu de la manière la plus nette et constaté à plusieurs reprises entre la moitié supérieure du bord spinal de l'omoplate gauche et la colonne vertébrale, un râle caverneux se répétant à chaque diastole artérielle.

« Un cas analogue s'est présenté aussi à notre observation : il s'agit d'une femme de trente-deux ans chez laquelle nous avions constaté un jour une respiration caverneuse vers l'union du tiers supérieur avec le tiers moyen du poumon gauche en arrière ; plus tard, dans une seconde exploration nous entendions le long du bord spinal de l'omoplate de petits craquements humides qui se répétaient à chaque pulsation de l'aorte (Barth et Roger, *Traité d'auscultation*).

A ces observations tirées soit de la thèse de Choyau, soit du livre de Barth et Roger, nous en ajouterons deux autres :

La première a trait à un malade se trouvant dans le service de M. le Dr Renaut et dont l'observation nous a été communiquée par M. Regaud [1].

Il s'agit d'un nommé L... couché au lit n° 10 de la salle Saint-Vincent de Paul (hospice du Perron). Cet homme âgé de quatre-vingt-cinq ans exerce la profession de maçon. Sans antécédents héréditaires, ce malade ne signale durant sa vie que quelques légères maladies. A l'âge de cinquante-cinq ans, il aurait eu une dysenterie qui lui aurait duré deux mois environ ; quelques années plus tard, il est soigné à l'Hôtel-Dieu de Lyon pour une affection pulmonaire grave dont il est difficile de diagnostiquer la nature. Ajoutons que le malade a eu deux attaques de rhumatisme localisé seulement aux membres supérieurs, « rhumatisme pour lequel M. le Dr Renaut a fait le diagnose rétrospectif de rhumatisme de surmenage ».

[1] Le malade en question a été présenté par M. Regaud à la Société des sciences médicales de Lyon, dans sa séance du 29 novembre 1893. Voyez *Prov. Méd.*, 1893, n° 48, 2 décembre.

Pas de syphilis. Alcoolisme avéré.

En février 1891, le malade eut une poussée d'aortite aiguë, caractérisée par de la fièvre, de la sternalgie consistant surtout en douleurs rétro-sternales spontanées ou provoquées par la pression ou la percussion. Au commencement de l'année 1893, l'état général de ce malade est mauvais. A cette époque on constate un athérome très marqué, la temporale est flexueuse et se dessine nettement, la radiale roule sous le doigt.

Si l'on examine ce malade, on voit à l'inspection du thorax la première pièce du sternum faire avec le corps de l'os un angle très saillant. Elle-même fait saillie sur les parties adjacentes formant ainsi une voussure précordiale dans la moitié supérieure du sternum.

A la palpation, on sent la pointe du cœur battre faiblement dans le cinquième espace gauche très près du mamelon. L'impulsion est faible malgré la maigreur presque squelettique du sujet.

La main appliquée à la base au niveau de la voussure précitée perçoit une sensation de soulèvement plus forte qu'à la pointe. Les battements sont très appréciables au doigt dans le deuxième espace intercostal droit, ils sont nuls à gauche.

A la percussion, la matité cardiaque apparaît de forme à peu près carrée, large environ de quatre travers de doigt. Mais à sa base on trouve une énorme matité aortique, large de 6 travers de doigt, dépassant le bord sternal droit et descendant jusqu'au troisième espace intercostal.

A l'auscultation, on note à la pointe un souffle systolique doux, léger, s'entendant depuis l'appendice xyphoïde jusque dans l'aisselle. Le bruit à la pointe est normal. A la base, on entend également un souffle systolique paraissant avoir deux maximums, l'un au foyer aortique, l'autre au niveau de la voussure sternale ainsi que la matité observée à ce niveau à une énorme dilatation aortique.

Mais outre ces souffles, on entend à la base du cœur, surtout à droite, un bruit particulier absolument comparable au râle crépitant de la pneumonie ou à une touffe de poils froissés sous l'oreille, à tel point qu'il a été pris au début pour un bruit extra-thoracique causé par les poils du malade froissés par l'oreille ou le stéthoscope.

Mais une observation attentive prouve que c'est bien un bruit intra-thoracique dépendant des mouvements du cœur.

Ce bruit s'entend dans des limites très étendues, dans presque toute la moitié droite du thorax en avant, mais il a son maximum vers le bord droit du sternum dans le troisième espace intercostal.

Ce bruit est généralement diastolique, mais on l'a trouvé également systolique.

Frappé de ce phénomène étrange, M. le Pr Renaut en a fait l'objet d'une leçon clinique recueillie et publiée par M. Regaud (*Gazette médicale de Paris*, août 1893).

Après l'étude si approfondie qui en a été faite, après une description si parfaite, il nous semble qu'essayer de la refaire eût été imiter ces peintres modernes s'avisant de retoucher des tableaux de maitres.

Aussi nous bornerons-nous à la publier presque *in extenso*.

« Lorsqu'on applique l'oreille au niveau de la zone de matité étendue, que je vous ai désignée à la base du cœur, on entend un bruit bullaire, absolument comparable au râle crépitant de la pneumonie, mais synchrone aux mouvements du cœur et indépendant des temps de la respiration.

« Ce bruit est diastolique par rapport au pouls et au choc systolique de la pointe. Sa chronologie du reste est variable, aussi bien que ses autres caractères, et dans plusieurs examens il fut trouvé présystolique ou même systolique et parfois bisaccadé.

« La région thoracique siège de ce bruit est fort étendue. On ne le perçoit pas à la pointe, on l'entend à peine à gauche du sternum. Son maximum occupe l'axe de la matité aortique et il va en diminuant jusqu'au bord antérieur du creux axiliaire droit où on le perd. En hauteur il occupe à peu près la moitié supérieure du sternum.

« Ce bruit s'entend à toutes les révolutions cardiaques, il est, je le répète, indépendant de la respiration, et ne se modifie que très peu pendant l'inspiration et l'expiration forcée.

« La position du malade a une plus grande influence sans qu'elle s'exerce constamment dans le même sens. Entendu d'abord dans la position couchée, le bruit devient plus intense quand on fait asseoir le malade, et s'entend dans des limites plus étendues. D'autre part, il est arrivé à plusieurs examens qu'on ne put l'entendre dans la position verticale du thorax. Enfin des efforts physiques récemment exécutés augmentent l'intensité du phénomène.

« L'examen de l'appareil respiratoire fait à plusieurs reprises ne révèle rien autre chose qu'un léger degré d'emphysème pulmonaire, d'ailleurs ancien et sans superposition de bronchite diffuse à l'heure actuelle.

« Le bruit curieux dont je viens de vous parler fut entendu pour la première fois à la fin de novembre 1892. Dans le courant de décembre sans que l'état broncho-pulmonaire du malade se soit modifié sensiblement, le bruit bullaire crépitant était accompagné d'autres bruits également synchrones aux mouvements du cœur, sifflants et musicaux, véritables sibilances bronchiques naissant et disparaissant sous l'oreille. Depuis cette époque de nombreux examens du malade furent pratiqués sans que l'on constatât de grands changements. Enfin le 17 juin dernier le phénomène revêtit un aspect particulier. Le bruit bullaire limité à la base était couvert par des sibilances occupant sous l'oreille presque toute la région thoracique antérieure, aiguës et graves, systoliques et diastoliques, d'une intensité telle qu'elles rappelaient le bruit de tempête que l'on entend parfois chez les malades en état de bronchite aiguë ou au déclin d'accès d'asthme. On l'entendait très bien à 50 centimètres de la poitrine et par intervalle au pied du lit.

« Il n'y avait cependant alors rien de changé à l'auscultation du poumon.

« Il paraît hors de doute qu'il s'agit là d'un bruit extra-cardiaque pulmonaire. Le siège, les caractères acoustiques, les sibilances concomitantes écartent l'hypothèse de bruits péricardiques.

« Il ne s'agit pas non plus certainement ici d'un bruit ayant son siège à l'intérieur de l'aorte. Les caractères que je viens de vous énoncer attestent d'emblée son caractère respiratoire et personne d'entre vous, en auscultant, n'aura d'autre impression que celle-ci : c'est que l'on a affaire à des phénomènes acoustiques suscités dans un parenchyme pulmonaire, modifié d'une certaine façon par l'expansion des gros vaisseaux qui, à chaque systole du cœur, le choquent en opérant leur diastole brusque, et le font de la sorte crépiter ou siffler un instant. Il faut bien distinguer ces phénomènes acoustiques exceptionnels et tout à fait insolites, d'un autre que je vous ai déjà maintes fois signalé à propos de certaines malades chlorotiques, chez elles, il n'est pas rare d'entendre, au foyer des bruits aortiques et un peu au-dessus de lui, le long de l'aorte et de la pulmonaire, une sorte de crépitation particulière, mais cette fois, intimement mêlée au souffle liquidien caractéristique de la chlorose. Ce dernier prend dans ce cas un caractère granuleux, presque bulliforme, que je rapporte aux vibrations multiples de la veine fluide, surajoutées au souffle fondamental bien connu.

« Quant à la physiologie pathologique du bruit que nous venons d'étudier, elle est sans doute fort analogue à celle que l'on admet généralement à la suite des travaux de M. le professeur Potain et de ses élèves pour expliquer les souffles extra-cardiaques systoliques ou diastoliques. Nous pouvons, je pense, la concevoir de la façon suivante :

« L'aortite aiguë puis chronique dont fut atteint notre malade détermina, en même temps qu'une dilatation de l'aorte, une médiastinite chronique scléreuse qui ne manque à peu près jamais à l'autopsie dans les cas semblables. Des lames pulmonaires ont été fixées par l'inflammation pleurale circonvoisine derrière le sternum, au voisinage de l'aorte, et sont ainsi séparées de l'oreille par une certaine épaisseur d'un tissu densifié. Dans ces conditions le mouvement du sang dans l'aorte détermine à chaque révolution cardiaque une ampliation et un retrait successifs. A chaque retrait diastolique il se produit un vide brusque dans la lame pulmonaire adjacente et le bruit d'expansion vésiculaire ainsi produit est transmis à l'oreille avec un caractère bullaire dû à l'interposition d'une masse dense, l'aorte et le médiastin densifié. C'est, en somme, le même mécanisme que celui par lequel on explique à peu près unanimement aujourd'hui la production du râle crépitant de la pneumonie.

« De temps en temps l'état catarrhal des bronches engagées et contenues dans la lame pulmonaire fixées peut donner lieu à des sibilances d'intensité naturellement proportionnelle à celle du catarrhe bronchique et disparaissant totalement par intervalle avec lui.... »

Ne prenant plus aucune nourriture, vomissant tous ces aliments, le malade n'a pas tardé à se cachectiser et sa fin est survenue le 5 mai 1895 sans avoir présenté de phénomènes importants, sauf toutefois une hémoptysie qui céda facilement à la glace et à l'ergotine.

Autopsie. — Après l'enlèvement d'un large plastron costo-sternal, l'examen des organes fut fait minutieusement.

Le poumon droit envoyait au devant du cœur, principalement au niveau de sa base, une languette pulmonaire d'une assez faible épaisseur, obliquement dirigée de haut en bas et de gauche à droite. Cette languette pulmonaire recouvrait la base entièrement ainsi que les différents troncs artériels qui en émergeaient.

D'autre part, le poumon gauche envoyait de son côté une languette identique réunissant par des adhérences solides à celle du côté opposé. Le cœur tout entier était donc recouvert par du tissu pulmonaire, sauf un très léger point de sa région apexienne.

La lame du poumon gauche présentait au voisinage de l'aorte une masse de la groseur d'un œuf de poule et que l'examen histologique nous a montré être un amas de tubercules ayant subi l'évolution fibreuse.

Ces deux lames de poumon étaient, en outre, maintenues dans leur position par des adhérences intimes, très difficiles à déchirer, unissant les deux feuillets pleuraux, véritable pleurésie calleuse.

Outre cette masse tuberculeuse, on notait également un grand nombre de granulations disséminées dans le poumon, mais ayant leur siège principal au sommet droit.

Du côté du cœur on n'observait pas d'adhérences péricardiques, on apercevait seulement deux plaques laiteuses de petite dimension siégeant sur la paroi ventriculaire gauche.

Le cœur est légèrement hypertrophié, mais l'aorte est le siège d'une dilatation considérable ; ce vaisseau mesure 19 centimètres de circonférence sur une longueur de 13 centimètres.

L'aorte était très légèrement athéromateuse et présentait au-dessus des sigmoïdes quelques incrustations calcaires.

Ainsi donc, comme l'avait diagnostiqué M. le professeur Renaut, le bruit perçu par l'oreille était bien un bruit extra-cardiaque dû soit à la compression de la lame pulmonaire préaortique, à chaque systole, soit à l'aspiration de l'air lors du retrait de l'aorte à chaque diastole cardiaque.

Quant à cette forme de bruit perçu par l'oreille, l'autopsie est venu montrer la justesse du raisonnement, car si nous n'avons pas trouvé une médiastinite scléreuse au sens propre du mot, nous avons eu une symphyse pleurale complète et une masse dense formée d'un amas de granulations tuberculeuses qui a permis la transformation du murmure vésiculaire en râles crépitants.

C'est cette transformation que Cornil et Grancher ont démontrée en 1873 par l'expérience suivante :

Ils pratiquèrent la respiration sur un cadavre dont ils avaient préalablement mis le poumon à nu en enlevant un plastron costo-sternal. Pendant que l'un d'eux pratiquait la respiration artificielle, l'autre auscultait.

« Nous percevions, dit Grancher (*Maladies de l'appareil respiratoire et circulatoire*) très nettement le bruit de la respiration artificielle tout à fait semblable au bruit de la respiration naturelle, sauf l'intensité.

« Sur ce poumon ainsi préparé dont nous suivions les mouvements et dont nous entendions les bruits, nous pouvions produire très facilement les respirations vésiculaires. Il suffisait de comprimer sur un point les lobules superficiels, soit avec le stéthoscope qui me servait à ausculter, soit avec un corps étranger déposé à la surface du poumon pour entendre pendant l'inspiration et surtout à la fin de l'inspiration un « pétillement analogue à celui que fait la bière mousseuse dont les bulles crèvent dans un verre »; avec le dessein de nous placer dans des conditions plus comparables à celles de la pneumonie ou de l'apoplexie pulmonaire, nous avons injecté dans le poumon sain d'un cadavre du suif coloré de manière à produire sur un point une masse assez semblable physiquement au bloc de fibrine qui remplit les lobules de la pneumonie. Or, dans cette expérience, le bruit de crépitation s'est fait entendre tout autour de l'injection, dans toute la zone des alvéoles comprimée par le coagulum. »

De ces faits il nous faut donc conclure qu'une masse solide peut produire une variété de râles crépitants, due à la transformation du murmure vésiculaire, et comme le prétend Grancher, à la compression des vésicules restées saines et à la pénétration plus difficile de l'air dans ces dernières. Ajoutons en outre que cette masse plus ou moins dense est bonne conductrice des sons et transmet avec une grande facilité les bruits qui se passent dans son voisinage.

La deuxième observation a trait également à un malade de M. le professeur Renaut.

C'est un nommé T. Pierre, âgé de cinquante-sept ans, exerçant la profession de cordier. Il est entré il y a quatre ans à la salle Saint-Emile de l'hospice du Perron, pour un catarrhe bronchique accompagné d'emphysème. Depuis cette époque son état pulmonaire s'est aggravé, le cœur qui, jusque-là, avait pu lutter, commence aujourd'hui à faiblir et à l'examen on note les principaux signes de la myocardite segmentaire essentielle.

A l'auscultation de la poitrine on entend aux bases des deux poumons de nombreux râles d'œdème pulmonaire et dans toute la hauteur des râles muqueux accompagnés de sibilances.

L'auscultation de la partie antérieure de la poitrine permet de constater des signes analogues se produisant à chaque mouvement respiratoire. Mais si on ordonne au malade de suspendre sa respiration, on entend non pas à chaque révolution cardiaque, mais à quelques-unes d'entre elles des râles crépitants synchrones à la systole du cœur. Ces râles crépitants s'entendent à peu près dans toute la région précordiale.

De plus, si l'on fait passer le malade de la position couchée à la position assise, ces râles qui tout à l'heure ne s'entendaient que lors des contractions cardiaques énergiques sont perçus à chaque systole.

CONCLUSIONS

I. Lorsqu'une lame pulmonaire est fixée au-devant du cœur, cet organe peut en se contractant donner naissance à un souffle extra-cardiaque produit soit par la sortie de l'air de cette portion du parenchyme pulmonaire, soit au contraire par son entrée.

II. Les lésions de la lame pulmonaire précordiale entrent comme facteur important dans la production, la tonalité et la durée de ces souffles extra-cardiaques.

III. Si les lésions pulmonaires sont plus avancées, on pourra entendre alors à la place de souffles, des râles synchrones aux mouvements du cœur, râles qui peuvent présenter des modalités diverses depuis le gros râle muqueux jusqu'au râle crépitant fin.

Lyon. — Imp. Pitrat Ainé, A. Rey Successeur, 4, rue Gentil. 11204

www.ingramcontent.com/pod-product-compliance
Lightning Source LLC
LaVergne TN
LVHW012015160826
845678LV00002B/855